Bebidas alcohólicas Keto

Recetas de cócteles ceto fáciles para principiantes que puedes disfrutar en casa con tus amigos para perder peso y quemar grasa

Jenny Kern

Índice de contenidos

Introducción

Gracias por comprar este libro. Así que ha tenido un largo y agotador día en la oficina y está mental y físicamente agotado. Lo único que tiene en mente ahora es arrastrarse hasta su bar favorito, saludar a su camarero habitual y pedir un buen y sabroso cóctel que le ayude a relajarse. Durante años, los cócteles, esas deliciosas mezclas alcohólicas, han ayudado a las personas tensas y estresadas a relajarse y desconectar. Sin embargo, ¿cuántos de estos bebedores saben cómo prepararlos ellos mismos? En este libro le seguiremos paso a paso para crear sus cócteles favoritos. Espero que le gusten.

Disfruta.

Cócteles Keto de vino y champán

Champán de lava con gelatina

Tiempo de preparación: 10 minutos

Porciones: 6

Ingredientes:

1 botella de champán de 750 ml.

1 c. de vodka

1 c. de agua hirviendo

1 paquete de 3 onzas de gelatina instantánea azul o roja

Direcciones:

Mezclar el agua hirviendo y la mezcla de gelatina en un bol durante unos dos minutos o hasta que la mezcla se disuelva por completo.

Vierta el vodka. Vierta esta mezcla líquida en porciones individuales o en pequeños vasos de papel. Enfriar en el frigorífico durante aproximadamente dos horas o hasta que se cuaje.

Una vez que la mezcla de gelatina esté cuajada, vierta el champán en copas de cóctel. Utilice un tenedor para romper la gelatina.

Añadir la mezcla a una copa de champán. Revuélvalo gradualmente para producir una acción de lava. Sirva y disfrute.

Cóctel de frambuesa

Tiempo de preparación: 10 minutos

Porciones: 4

Ingredientes:

2 botellas de vino espumoso frío de excelente calidad, si quieres puedes elegirlo más o menos dulce

4 cucharadas de azúcar

4 cajitas de frambuesas frescas, o una cantidad equivalente de frambuesas congeladas

Direcciones:

Vierta el vino, que, como se ha dicho, debe estar muy frío, en un recipiente decorativo, por ejemplo, un cuenco de cristal o de plata. Vierta el azúcar y remuévalo. Añade las frambuesas.

Servir como aperitivo, utilizando un cucharón de plata para verter en copas o flautas.

Cóctel Obispo

Tiempo de preparación: 10 minutos

Porciones: 3

Ingredientes:

30 mililitros de zumo de naranja

2 cucharaditas de miel líquida

75 mililitros de vino de Oporto leonado

90 mililitros de agua hirviendo

7 dientes

Direcciones:

Utilizar un vaso precalentado a prueba de calor. Machacar los clavos en la base de la coctelera. Poner en el agua hirviendo y mezclar la miel y los demás ingredientes. Colar en el vaso. Decorar con nuez moscada rallada.

Ponche de naranja

Tiempo de preparación: 30 minutos

Porciones: 4

Ingredientes:

4 tazas de agua

25oz. de azúcar

3 tazas de Aperol

3 naranjas sin tratar

Direcciones:

Para preparar el ponche, lava y seca bien las naranjas, pélalas con la ayuda de un pelador y reserva la piel.

Corta la fruta por la mitad y exprímela con un exprimidor, luego cuela el zumo y ponlo en un bol grande.

Prepare ahora el almíbar: en un cazo, caliente el azúcar con el agua y cocínelo todo a fuego lento hasta que el azúcar se haya disuelto por completo. Mientras tanto, añada Aperol al zumo de naranja.

Cuando esté listo, añada el jarabe de azúcar. Por último, añade la piel de naranja (que habías reservado previamente) y deja que infusione durante unos minutos. Servir el ponche aún caliente.

Consejos:

Guarde el ponche en el frigorífico, cerrado en un recipiente hermético, durante un máximo de 3-4 días. En el momento de servirlo, caliéntelo en un cazo.

Cóctel de champán de melocotón congelado

Tiempo de preparación: 10 minutos

Porciones: 4

Ingredientes:

4ml de melocotón Alize

1 taza de hielo

12 ml de champán frío

3 cucharadas de azúcar en polvo

2 tazas de rodajas de melocotón congeladas

2 cucharadas de granadina

Direcciones:

Mezcle los melocotones congelados, el azúcar en polvo, el melocotón Alize y el hielo en una batidora. Bata la mezcla y añada el champán hasta que se suavice

Vierta el resto del champán y remuévalo bien

Ponga en cada vaso ¼ de la mezcla y luego tome una cucharada de granadina y añádala a cada uno de los vasos. Encima añadir el resto de la mezcla de melocotón

Adorne y sirva.

Cóctel de champán con albahaca y granada

Tiempo de preparación: 10 minutos

Porciones: 4

Ingredientes:

2 hojas de albahaca fresca

4 onzas de champán

1 cucharada de zumo de granada

Direcciones:

Poner las hojas de albahaca en el fondo de la flauta de champán. Añadir el zumo de granada.

Machaque ligeramente las hojas para que liberen su sabor. Cubra la mezcla con champán. Servir.

Champán Flor de Melocotón

Tiempo de preparación: 10 minutos

Porciones: 8

Ingredientes:

2/3 c. de aguardiente de melocotón

5 c. de zumo de naranja

2 c. de cubitos de hielo

1 cucharada de jarabe de granadina

1 ½ c. de champán, refrigerado

Ingrediente opcional: 6 rodajas de melocotón

Direcciones:

Mezcle el aguardiente de melocotón y el zumo de naranja en una jarra. Mételo en la nevera durante unos treinta minutos o hasta que se enfríe.

Vierta media taza de la mezcla en 6 vasos. Añade unos dos o tres cubitos de hielo en cada vaso.

Añada tres o cuatro cucharadas de champán por copa. Rocíe media cucharadita de jarabe de granadina en cada copa. No remover. Si utiliza rodajas de melocotón, adorne cada copa con una rodaja. Sirva.

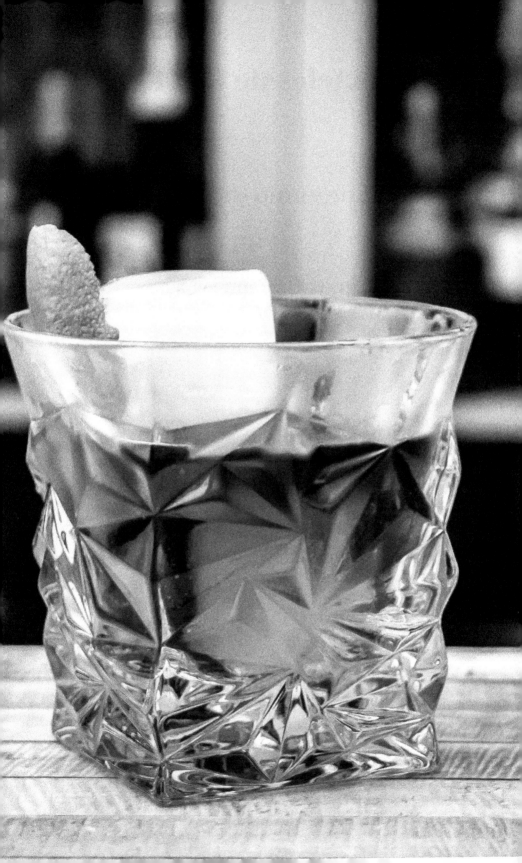

Cócteles de Gin Keto

Cóctel de zumo de naranja

Tiempo de preparación: 10 minutos

Porciones: 6

Ingredientes:

4 tazas de Prosecco o Spumante Brut

1/2 taza de ginebra

1/2 taza de zumo de naranja natural de naranjas frescas

2 cucharaditas de azúcar (opcional)

Direcciones:

Exprime las naranjas.

Repartir el zumo en copas de cóctel frías (preferiblemente flauta o huracán), pasándolo directamente por un colador.

A continuación, añada el Spumante Brut o el Prosecco.

Además, añada la ginebra en los 6 vasos, si lo desea, añada el azúcar, mezcle y sirva.

Consejos:

Puedes decorar el vaso con rodajas de naranja y mojar una cereza en alcohol.

Cóctel rosa champán

Tiempo de preparación: 15 minutos

Raciones: 2

Calorías: 109 Kcal

Ingredientes:

2 trozos de jengibre confitado

0.5oz. de azúcar

2 cucharadas de jarabe de frutas y jengibre

1 taza de champán rosado muy frío

6oz. de fruta confitada mixta

2 tazas de agua

5 cucharadas de vodka de naranja

cubitos de hielo al gusto

Direcciones:

Prepare la fruta y el jarabe de jengibre con antelación.

Llevar el agua a ebullición y echar la fruta confitada, el jengibre y el azúcar.

Cocer a fuego lento durante 5 minutos y dejar enfriar.

Triturar todo con una batidora potente hasta obtener una mezcla homogénea.

Pasar por un colador y refrigerar en un recipiente hermético hasta que se vaya a utilizar.

Para preparar el cóctel, vierta el vodka, la mezcla obtenida y dos cucharadas de sirope en una coctelera llena de hielo. Agitar con energía.

Llenar dos copas con champán y completarlas con el contenido de la coctelera pasado por el colador. Servir inmediatamente.

Devil Twister

Tiempo de preparación: 10 minutos

Raciones: 2

Ingredientes:

8 mililitros de Fernet Branca

8 mililitros de triple sec

15 mililitros de agua fría

15 mililitros de Dubonnet Rojo

60 mililitros de ginebra seca londinense

Direcciones:

Agite los ingredientes con hielo y cuélelos en un vaso frío. Adornar con un twist de cáscara de limón.

Destino

Tiempo de preparación: 10 minutos

Raciones: 2

Ingredientes:

8 mililitros de zumo de limón

8 mililitros de jarabe de azúcar

15 mililitros de crema de cassis

15 mililitros de licor de vainilla

30 mililitros de ginebra seca londinense

90 mililitros de zumo de arándanos

6 moras frescas

Direcciones:

Machacar las moras en la base de la coctelera. Poner los demás ingredientes, agitar con hielo y colar en un vaso lleno de hielo picado. Decorar con menta.

Impacto de la colisión

Tiempo de preparación: 10 minutos

Raciones: 2

Ingredientes:

8 mililitros de triple sec

15 mililitros de vermut seco

15 mililitros de vermut dulce8 mililitros de zumo de limón

2 chorros de amargo

60 mililitros de ginebra seca londinense

Direcciones:

Agite los ingredientes con hielo y cuélelos en un vaso frío. Decorar con una cereza marrasquino.

Brisa de campo

Tiempo de preparación: 10 minutos

Raciones: 2

Ingredientes:

15 mililitros de crema de cassis

60 mililitros de ginebra seca londinense

105 mililitros de zumo de manzana

Direcciones:

Agitar los ingredientes con hielo y colar en un vaso lleno de hielo. Decorar con fresas y arándanos.

Cóctel Alexander

Tiempo de preparación: 10 minutos

Raciones: 2

Ingredientes:

15 mililitros de nata para montar

30 mililitros de licor de crema de cacao blanco

60 mililitros de ginebra seca londinense

Direcciones:

Agite los ingredientes con hielo y cuélelos en un vaso frío. Decorar con nuez moscada rallada.

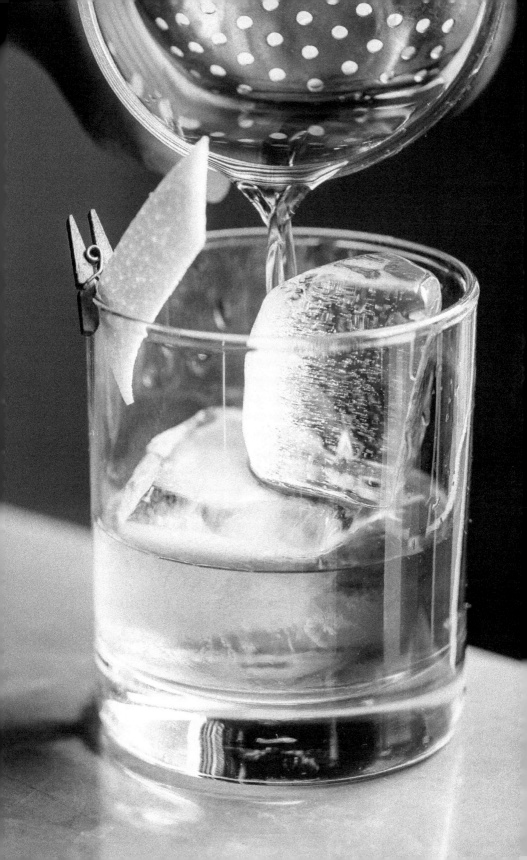

Cócteles de Whisky Keto

Crema irlandesa original

Tiempo de preparación: 15 minutos

Porciones: 12

Ingredientes:

1 taza de crema de leche

1 lata (14 oz.) de leche condensada azucarada

1 2/3 tazas de whisky irlandés

1 cucharadita de café instantáneo en gránulos

2 cucharadas de jarabe de chocolate

1 cucharadita de extracto de vainilla

1 cucharadita de extracto de almendra

Direcciones:

Mezclar el extracto de almendra, el extracto de vainilla, el jarabe de chocolate, el café instantáneo, el whisky irlandés, la leche condensada y la nata espesa en una batidora.

Licuar durante 20-30 segundos en la posición alta.

Conservar en un recipiente bien cerrado en la nevera. Agitar bien antes de servir.

Michael's Irish Americano

Tiempo de preparación: 10 minutos

Raciones: 2

Ingredientes:

2 (1.5 oz. líquidas) jiggers de café espresso

2 (1.5 oz. líquidas) jiggers de whisky irlandés

1 cucharada de azúcar blanco

1 cucharada de crema de leche

6 onzas líquidas de agua caliente

2 cucharadas de nata montada, para decorar

Direcciones:

En su taza favorita, vierta el espresso y luego ponga agua caliente, una cucharada de crema, azúcar y whisky irlandés.

Utilice una porción de nata montada para decorar.

Shamrock

Tiempo de preparación: 10 minutos

Raciones: 2

Ingredientes:

15 mililitros de agua fría

15 mililitros de Chartreuse verde

15 mililitros de crema de menta verde

45 mililitros de vermut seco

45 mililitros de whisky irlandés

Direcciones:

Agite los ingredientes con hielo y cuélelos en un vaso frío. Decorar con menta.

Rat Pack Manhattan

Tiempo de preparación: 10 minutos

Raciones: 2

Ingredientes:

15 mililitros de Grand Marnier

22 mililitros de vermut seco

22 mililitros de vermut dulce

45 mililitros de whisky bourbon

3 chorros de amargo

Direcciones:

Enfríe el vaso, añada Grand Marnier, gire para cubrirlo y luego deséchelo. Revuelva los demás ingredientes con hielo y cuélelos en un vaso cubierto de licor. Adornar con un twist de cáscara de naranja y una cereza al marrasquino.

Quebec

Tiempo de preparación: 10 minutos

Raciones: 2

Ingredientes:

2 chorros de amargo de naranja

60 mililitros de whisky canadiense

60 mililitros de Dubonnet Rojo

Direcciones:

Revuelva los ingredientes y cuélelos en un vaso frío. Adórnalo con un twist de cáscara de naranja.

Cócteles con tequila

Sangrita

Tiempo de preparación: 10 minutos

Porciones: 5

Ingredientes:

¼ de taza de zumo de lima fresco

1 taza de zumo de naranja

2 tazas de zumo de tomate

2 cucharaditas de cebolla picada

2 cucharaditas de salsa picante

2 cucharaditas de salsa Worcestershire

gajos de lima, para servir

sal y pimienta negra recién molida al gusto

un trago de tequila puro de agave (es preferible un tequila plateado porque su mordida de agave complementa la sangrita picante)

Direcciones:

Mezcla el zumo de lima, la cebolla, la salsa picante, el Worcestershire y la sal y la pimienta en una batidora.

Mezclar hasta conseguir la suavidad deseada.

En una jarra, mezcle la mezcla con el zumo de naranja y el zumo de tomate.

Tranquilízate.

Antes de servirlo, remuévalo bien, viértalo en vasos pequeños y vierta el tequila en vasos de chupito separados.

Bebe el tequila, chupa una cuña de lima y acompáñalo con la sangrita.

Sangrita de mango

Tiempo de preparación: 10 minutos

Raciones: 2

Ingredientes:

1 onza de Sour fresco

1 onza de puré de mango

1 cucharadita de Tabasco

1½ onzas de tequila plateado

2 onzas de zumo de tomate

Direcciones:

Mezclar todos los ingredientes en una coctelera con hielo y agitar el contenido.

Colar en un vaso de chupito o de martini.

Viento en popa

Tiempo de preparación: 10 minutos

Raciones: 2

Ingredientes:

½ clara de huevo fresca

15 mililitros de jarabe de arce

22 mililitros de zumo de limón

2 chorros de amargo

60 mililitros de tequila

Direcciones:

Agitar los ingredientes con hielo y colar en un vaso frío. Adornar con un twist de cáscara de limón.

Daiquiri de Réquiem

Tiempo de preparación: 10 minutos

Raciones: 2

Ingredientes:

8 mililitros de ron azul

8 mililitros de jarabe de azúcar

15 mililitros de zumo de lima

30 mililitros de tequila

Direcciones:

Agite los ingredientes con hielo y cuélelos en un vaso frío. Adorne con una cuña de lima.

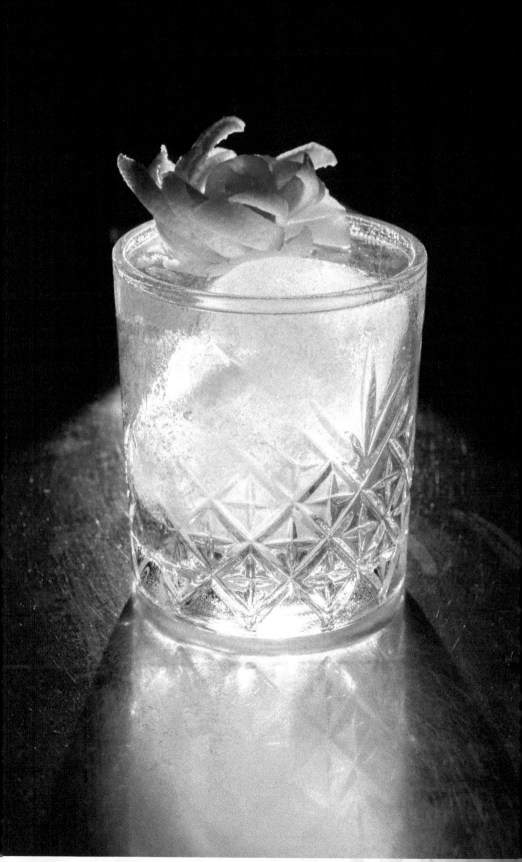

Cócteles Keto con ron

Piña colada

Tiempo de preparación: 10 minutos

Raciones: 2

Ingredientes:

60 ml (2 oz.) de ron blanco

120 ml (4 oz.) de zumo de piña

60 ml (2 oz.) de crema de coco

Gajos de piña, para decorar

Direcciones:

Procesar todos los ingredientes junto con un poco de hielo en una licuadora, hasta obtener una textura suave.

Verter en un vaso alto.

Adorne con algunos trozos de piña.

Daiquiri de fresa congelado

Tiempo de preparación: 10 minutos

Porciones: 6

Ingredientes:

100 ml (3.4 oz.) de ron

200 g (6.8 oz.) de hielo

500 g (17 oz.) de fresas

El zumo de ½ lima

Rodajas de lima, para decorar

1 fresa, partida por la mitad, para decorar

Direcciones:

Licuar las fresas hasta obtener una textura cremosa y retirar todas las semillas.

Poner el puré en la batidora con el ron, el zumo de lima y el hielo.

Dividir la mezcla entre 2 copas de Martini.

Decorar con rodajas de lima y mitades de fresa.

Nevera de manzana

Tiempo de preparación: 5 minutos

Raciones: 2

Ingredientes:

2 oz. de ron blanco

4 oz. de zumo de manzana

2 oz. de Sprite

Hielo

Manzana, para adornar

Direcciones:

Llenar un vaso de cristal hasta arriba con hielo

Verter 3 ½ oz. de zumo de manzana y 1 ½ oz. de ron blanco

Rellenar con Sprite y remover suavemente

Adornar con 3 trozos de manzana

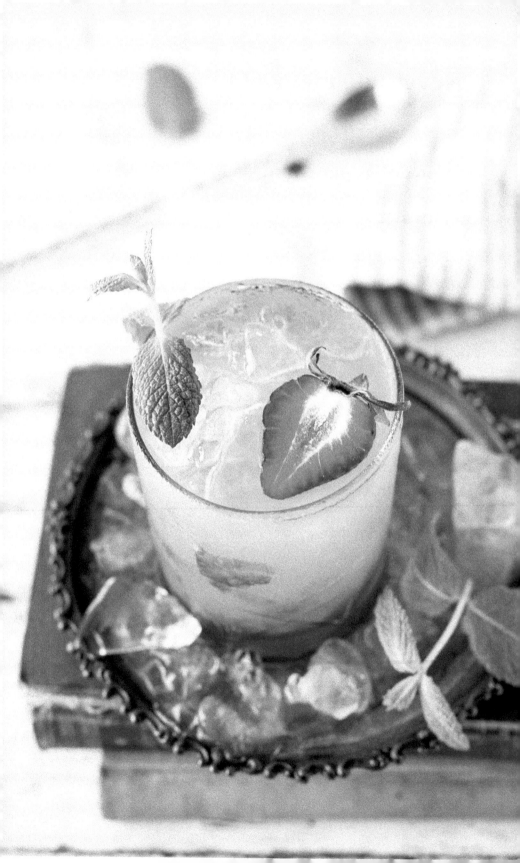

Cócteles Keto con vodka

Martini especial congelado

Tiempo de preparación: 10 minutos

Porciones: 2

Ingredientes:

1 oz. de vodka

1 oz. de licor de café

1½ oz. de café expreso

¼ oz. de jarabe de vainilla

Hielo

Granos de café, para decorar

Direcciones:

Vierta 1½ oz. de espresso frío, ¼ oz. de jarabe de vainilla, 1 oz. de licor de café y 1 oz. de vodka en una coctelera

Llenar la coctelera con cubitos de hielo y agitar

Adornar con granos de café después de colar en un vaso frío

Mula de Moscú

Tiempo de preparación: 5 minutos

Raciones: 2

Ingredientes:

2 oz. de vodka, clásico

3 oz. de cerveza de jengibre

1/2 lima, sólo el zumo, fresca

Para la guarnición - 1 gajo de lima, fresca

Direcciones:

Añade el vodka, la cerveza de jengibre y el zumo de lima en una taza de cóctel de cobre o en un vaso alto.

Llene la taza o el vaso con hielo picado.

Remover para combinar bien.

Utilice una cuña de lima para decorar y sirva.

Dirty Martini

Tiempo de preparación: 10 minutos

Raciones: 2

Ingredientes:

6 onzas de vodka

1 onza de salmuera de aceitunas

1 chorro de vermut seco

Cubitos de hielo

4 aceitunas verdes rellenas

Direcciones:

Agitar el vodka, la salmuera de aceitunas y el vermut seco.

Verter en un vaso Collins.

Rellenar con cubitos de hielo.

Adornar con aceitunas verdes.

Té con especias y caramelo

Tiempo de preparación: 5 minutos

Porciones: 2

Ingredientes:

1,5 onzas de vodka Smirnoff Kissed Caramel

2 onzas de té Chai fuerte sin azúcar

1 onza de media leche

0,5 onzas de jarabe simple

Cubitos de hielo

Direcciones:

Agite el vodka, el té Chai fuerte, la mitad y el jarabe de arce.

Verter en un vaso Collins.

Rellenar con cubitos de hielo.

Ponche de bayas de granada

Tiempo de preparación: 5 minutos

Porciones: 2

Ingredientes:

1,5 onzas de vodka Smirnoff sorbete ligero de frambuesa y granada

1 onza de zumo de arándanos

2 onzas de ginger ale de cóctel

Cubitos de hielo

1 gajo de lima

Direcciones:

Agitar el vodka Smirnoff, el zumo de arándanos y el ginger ale de cóctel

Verter en un vaso Collins.

Rellenar con cubitos de hielo.

Adornar con trozos de lima.

Sidra de miel

Tiempo de preparación: 5 minutos

Raciones: 2

Ingredientes:

1,5 onzas de vodka de miel silvestre Smirnoff

2,5 onzas de sidra

2,5 onzas de zumo de manzana

Cubitos de hielo

Direcciones:

Agitar la miel silvestre Smirnoff, la sidra y el zumo de manzana.

Verter en un vaso Collins.

Rellenar con cubitos de hielo.

Floración del cerezo negro

Tiempo de preparación: 5 minutos

Raciones: 2

Ingredientes:

1 onza de zumo de naranja sanguina

¾ de onza de zumo de lima

¾ de onza de néctar de agave

2 onzas de vodka de cereza negra

3 rodajas de fresa

4 hojas de menta

1 pizca de pimienta de cayena

Hielo en cubitos

Para la guarnición:

2 hojas de menta

1 fresa descascarillada

Direcciones:

Agitar el vodka de cereza, el zumo de naranja sanguina, el zumo de lima y el néctar de agave.

Añadir el vodka, la fresa, las hojas de menta y la pimienta de cayena y agitar con cubitos de hielo.

Colar en un vaso Collins y adornar con hojas de menta y fresa.

Tarta roja

Tiempo de preparación: 5 minutos

Raciones: 2

Ingredientes:

1½ onzas de vodka de bayas rojas

¾ de onza de licor de frambuesa negra

1 onza de amaretto

½ onza de zumo de lima

1 onza de refresco de lima-limón

Cubitos de hielo

Direcciones:

Agitar el vodka, el licor de frambuesa negra, el amaretto, el zumo de lima y la soda de lima limón.

Verter en un vaso Collins.

Rellenar con cubitos de hielo.

Licores Keto

Cóctel de explosión benedictina

Tiempo de preparación: 10 minutos

Porciones: 3

Ingredientes:

8 mililitros de licor Benedictine D.O.M.

8 mililitros de licor de crema de cacao blanco

½ cucharadita de mezcal

22 mililitros de agua fría

60 mililitros de tequila

Direcciones:

Remover los ingredientes con hielo y colar en un vaso frío.

Ducha fría

Tiempo de preparación: 10 minutos

Raciones: 2

Ingredientes:

Crema de menta (1 parte, verde)

Gaseosa (4 partes)

Direcciones:

1. En un vaso highball añada hielo, soda y la crema de menta, remueva y disfrute.

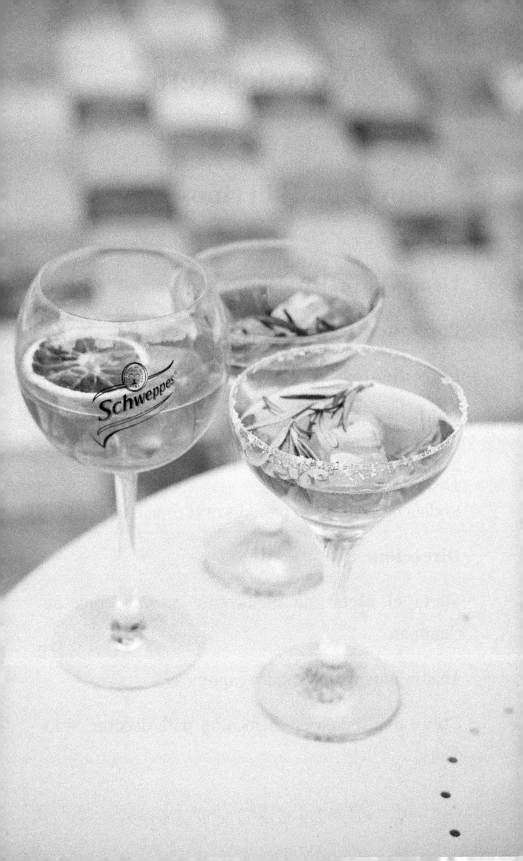

Cócteles Keto

Baby Bellini sin vino

Tiempo de preparación: 4 minutos

Porciones: 4

Ingredientes:

2 onzas de sidra espumosa

2 onzas de néctar de melocotón

Rodaja de melocotón para decorar (opcional)

Direcciones:

Vierta el néctar de melocotón en una copa de champán.

Añadir lentamente la sidra espumosa.

Utilice una rodaja de melocotón para decorar, si lo desea.

Sirve.

Cóctel de naranja y albahaca

Tiempo de preparación: 10 minutos

Porciones: 6

Ingredientes:

2 tazas de zumo de naranja

¼ de taza de zumo de limón recién exprimido

½ taza de agua con gas

¼ de taza de agua

2 cucharadas de azúcar

2-3 hojas de albahaca

Cubitos de hielo para servir

Rodajas de naranja para decorar

Direcciones:

En una jarra, mezcle el zumo de naranja, el zumo de limón, la soda, el agua, el azúcar y la albahaca.

Colocar los cubos de hielo en los vasos de servir y verter el zumo de naranja por encima.

Adornar con rodajas de naranja y servir inmediatamente.

Roy Rogers

Tiempo de preparación: 10 minutos

Porciones: 4

Ingredientes:

¼ de onza de granadina

8 onzas de refresco con sabor a cola

1 fresa marrasquino para decorar

Direcciones:

Llene un vaso alto con hielo. Vierta la granadina.

Añadir la cola y remover para combinar.

Utilice la fresa marrasquino para adornar y sirva.

Cóctel de frambuesa con sorbete

Tiempo de preparación: 10 minutos

Porciones: 4

Ingredientes:

2 tazas de Sprite

2 tazas de agua con gas

1 lata (12 onzas) de limonada rosa

½ taza de trozos de piña

½ taza de frambuesas

8 bolas de helado de sorbete de frambuesa, congeladas

Direcciones:

En un bol de cristal grande, mezcle el Sprite, el agua con gas, la limonada, los trozos de piña y las frambuesas.

Vierta la bebida en copas para servir y ponga una cucharada de helado en cada una de ellas.

Disfrute de inmediato.

Falso Daiquiri de fresa

Tiempo de preparación: 10 minutos

Porciones: 4

Ingredientes:

2 fresas grandes

1 ½ pintas de naranjada

Hielo picado

1 fresa pequeña para decorar

Direcciones:

Descascarar las fresas.

Combine el hielo picado, las fresas y la naranjada en una licuadora.

Mezclar bien los ingredientes. Verter en un vaso.

Utiliza la fresa para adornar.

Sirve.

Frutas tropicales

Tiempo de preparación: 10 minutos

Porciones: 4

Ingredientes:

1 ¼ de taza de fresas picadas

2 tazas de agua con gas

2 naranjas exprimidas

Direcciones:

En una jarra, añada las fresas y utilice un machacador para triturar las frutas.

Vierta el agua con gas, el zumo de naranja y cubra la jarra con papel de plástico.

Enfriar en la nevera durante 2 horas.

Servir la bebida en vasos.

Fresco toscano

Tiempo de preparación: 10 minutos

Porciones: 1

Ingredientes:

Hielo hecho con agua filtrada

2 ramitas de romero

1 onza de néctar de melocotón

1 onza de zumo de arándanos blancos

½ onza de zumo de naranja fresco

½ onza de jarabe simple comprado en la tienda

1 onza de soda fría

Direcciones:

Añadir hielo a la coctelera hasta llenarla.

Añada una ramita de romero, junto con el jarabe simple, el zumo de naranja, el zumo de arándanos y el néctar de melocotón.

Agitar para combinar bien. Colar en un vaso lleno de hielo.

Revuelva el club soda. Utilice la ramita de romero restante para decorar. Servir.

Mocktail de Mojito de Mandarina

Tiempo de preparación: 5 minutos

Porciones: 3

Ingredientes:

8 onzas líquidas de Sprite o 7UP

½ onza líquida de jarabe de mandarina

½ onza líquida de Mojito Mix

5 gajos de mandarina

3-5 hojas grandes de menta

1 cal

Gajos de mandarina como guarnición

Direcciones:

Cortar la lima en al menos dos gajos.

Coloque las 2 cuñas de lima, las hojas de menta y los gajos de naranja en su vaso.

Mezclar los ingredientes.

Ahora ponga el resto de los ingredientes en el vaso.

Remover la mezcla de la bebida.

Añada la cantidad de hielo que desee.

Utilice más gajos de naranja para decorar.

Virgen Bloody Mary con camarones

Tiempo de preparación: 5 minutos

Porciones: 3

Ingredientes:

22 onzas de V8 reducido en sodio

1 cucharadita de rábano picante

1 cucharadita de salsa Worcestershire

1 cucharada de zumo de limón

10 pizcas de Tabasco

Pimienta recién molida, al gusto

Cubitos de hielo

4 gambas cocidas

Direcciones:

Combine el V8, la salsa Worcestershire, el rábano picante, el Tabasco, el zumo de limón y la pimienta en un tarro de cristal.

Utilice la tapa y agite.

Poner hielo en dos vasos altos.

Dividir uniformemente la mezcla de la bebida entre los dos vasos.

Utiliza las dos gambas como guarnición.

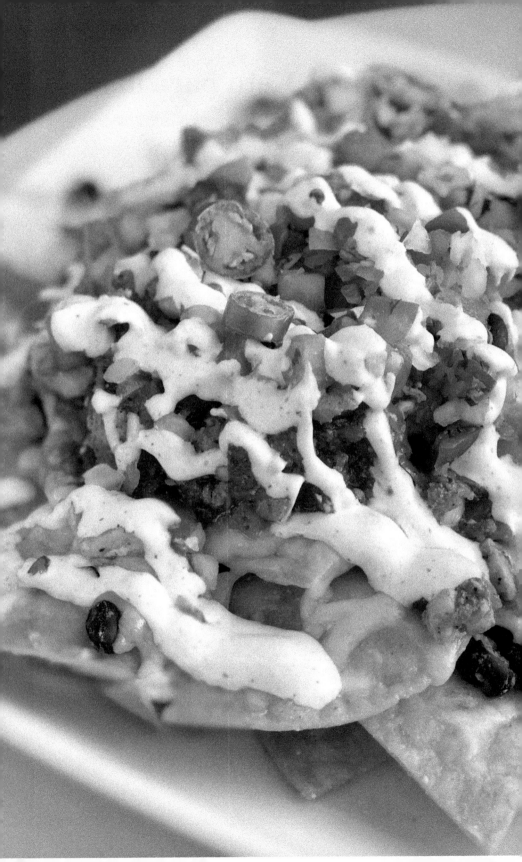

Aperitivos Keto para la hora feliz

Turrón de nuez moscada

Tiempo de preparación: 30 minutos

Tiempo de cocción: 60 minutos

Porciones: 12

Ingredientes:

1 taza de nata líquida

1 taza de mantequilla de anacardo

1 taza de coco rallado

½ cucharadita de nuez moscada

1 cucharadita de extracto de vainilla puro

Stevia al gusto

Direcciones:

Derrite la mantequilla de anacardo al baño maría y añade el extracto de vainilla, la crema de leche, la nuez moscada y la stevia. Asegúrate de que está bien mezclado.

Retirar del fuego y dejar que se enfríe antes de refrigerarlo durante media hora.

Formar bolas y cubrirlas con coco rallado. Enfriar durante al menos dos horas antes de servir.

Nutrición: calorías 110, grasas 10, fibra 1, carbohidratos 3, proteínas 6

Bocaditos dulces de almendra

Tiempo de preparación: 30 minutos

Tiempo de cocción: 90 minutos

Porciones: 12

Ingredientes:

18 onzas de mantequilla, alimentada con hierba

2 onzas de crema espesa

½ taza de estevia

2/3 de taza de cacao en polvo

1 cucharadita de extracto de vainilla puro

4 cucharadas de mantequilla de almendras

Direcciones:

Utilice una caldera doble para derretir la mantequilla antes de añadir el resto de los ingredientes.

Colocar la mezcla en los moldes y congelar durante dos horas antes de servir.

Bombas de grasa de limón

Tiempo de preparación: 10 minutos

Tiempo de cocción: 50 minutos

Porciones: 4

Ingredientes:

1 taza de coco rallado (seco)

1/4 de taza de aceite de coco

3 cucharadas de edulcorante de eritritol (en polvo)

1 cucharada de ralladura de limón

1 pizca de sal

Direcciones:

Añadir el coco a una batidora de alta potencia. Bata hasta que esté cremoso durante quince minutos.

Añada el edulcorante, el aceite de coco, la sal y la ralladura de limón. Mezclar durante dos minutos. Rellenar los moldes para magdalenas con la mezcla de coco. Enfríe en la nevera durante treinta minutos.

Nutrición: calorías 200, grasas 8, fibra 4, carbohidratos 8, proteínas 3

Aderezo para ensaladas Mil Islas

Tiempo de preparación: 5 minutos

Tiempo de cocción: 5 minutos

Porciones: 8 porciones

Ingredientes:

2 cucharadas de aceite de oliva

¼ c de espinacas congeladas, descongeladas.

2 cucharadas de perejil seco

1 cucharada de eneldo seco

1 cucharada de cebolla en polvo

½ t de sal

¼ de cucharada de pimienta negra

1 taza de mayonesa entera

¼ de taza de crema agria entera

Direcciones:

Combine todos los ingredientes en un bol pequeño.

Nutrición: calorías 383, grasas 14, fibra 4, carbohidratos 3, proteínas 8

Ensalada Niçoise Keto

Tiempo de preparación: 5 minutos

Tiempo de cocción: 5 minutos

Porciones: 4

Ingredientes:

2 huevos

2 oz. de raíz de apio

4 oz. de judías verdes

2 cucharadas de aceite de oliva

2 dientes de ajo

4 oz. de lechuga romana

2 oz. de tomates cherry

¼ de cebolla roja

1 lata de atún

2 oz. de aceitunas

Vestirse

2 cucharadas de alcaparras

¼ oz. de anchoas

½ taza de aceite de oliva

½ taza de mayonesa

¼ de limón

1 cucharada de perejil

Direcciones:

En un bol saltear los pimientos en aceite de coco. En un bol, añadir todos los ingredientes y mezclar bien. Servir con el aderezo

Nutrición: calorías 110, grasas 10, fibra 1, carbohidratos 3, proteínas 6

Ensalada griega

Tiempo de preparación: 5 minutos

Tiempo de cocción: 5 minutos

Porciones: 4

Ingredientes:

2 tomates maduros

¼ de pepino

¼ de cebolla roja

¼ de pimiento verde

6 oz. de queso feta

8 aceitunas negras griegas

5 cucharadas de aceite de oliva

¼ de cucharada de vinagre de vino tinto

2 cucharaditas de orégano

Direcciones:

En un bol, añadir todos los ingredientes y mezclar bien. Servir con el aderezo

Nutrición: calorías 383, grasas 14, fibra 4, carbohidratos 3, proteínas 8

Conclusión:

Aquí llegamos al final de nuestro viaje con los cócteles keto. Además de ser realmente deliciosos, estos cócteles también te ayudarán a perder peso y a contrarrestar algunas enfermedades. Obviamente, recuerda beber suficiente agua. Cualquier plan cetogénico puede causar una deshidratación leve o severa, lo que podría llevar a otras complicaciones de salud. El agua también ayuda a perder peso, razón de más para hidratarse a lo largo del día. Tenga preparados los ingredientes para preparar una bebida rápida sobre la marcha. Esto te ayudará a mantenerte en el camino y a cumplir tus objetivos.

Lightning Source UK Ltd.
Milton Keynes UK
UKHW020749110621
385337UK00009B/832